癌になったら やるべきこと、 してはいけないこと

横内正典

たま出版

癌になったらやるべきこと、
してはいけないこと

目　次

川島なお美さんへの癌治療で痛感したこと　7
1．川島なお美さんの初診（平成25年12月28日）から
最後の横内醫院来院（平成27年1月7日）まで　10
川島なお美さんは、私のクリニックにも来院されました　10
平成25年11月26日に電話をいただく　13
平成25年12月28日に来院、初診になります　15
平成26年7月11日、電話をいただく　17
平成26年8月26日、来院　18
平成26年9月12日、写真が送られてきて写真による診察　20
平成26年9月25日12：14（川島さんからメール）　21

平成26年9月25日15：14（横内醫院・院長横内正典からの返信メール）　22
平成26年9月25日15：46（川島なお美さんからの返信メール）　23
平成26年9月25日16：20（横内正典からのこの日2度目の返信メール）　24
平成26年9月25日木曜日18：44（川島なお美さんからの2度目の返信メール）　25
平成26年10月2日、2度目の来院（カルテに書いたこと）　27
平成26年10月2日17：51（川島さんからのお礼のメール）　28
平成26年10月3日9：26（横内醫院、院長秘書から）　30
平成26年10月3日9：37（川島さんからの返信メール）　31
平成26年10月27日写真到着　31
平成26年11月20日川島さん来院　32
平成27年1月7日川島さん来院　32
平成27年9月24日新聞により川島さんの逝去を知る　33

2. 川島なお美さんからみた横内正典 35
3. 近藤誠先生からみた川島なお美さん 40
4. 近藤誠先生が見放した癌患者を治療 57
■〝がんもどき〟とは何をさすか 58
■〝がん〟と〝がんもどき〟は見分けられない 62
■癌の定義自体を否定する近藤理論 63
■癌検診無用論の根拠はあいまい 68
■早期癌が進行癌に豹変することもある 73
■集団検診は確かに問題点があるが…… 78
■手術無用論は雑な発想 82
■近藤誠氏が見放した患者を治療して 86
■無責任な情報にまどわされない 93

私の癌退治の基本姿勢　97

1．最も必要なのは心のつらさを癒すこと　99

私が「癌」という漢字を使っている理由　99

なぜ「信じられない」「信義にもとる」のか　100

患者さんの「治り、助かる権利」を奪ってはならない　105

現実逃避のゲルソン療法、にんじんジュースはやめましょう　109

「癌＝死」ではけっしてありません　111

2．抗癌剤のやめどき　114

筋肉を分解してアミノ酸に変え、食べ尽くしてしまう　114

胸水や腹水の原因になり、血液を減らし、抗癌剤の副作用を強くする　116

抗癌剤治療で最も重要なのは「やめどき」の判断と行動　118

ファーストライン治療の終了を、抗癌剤治療の終了にする　121
セカンドライン治療の終了を、抗癌剤治療の終了にする　124
「自分ながらのやめどき」の例　125

川島なお美さんへの癌治療で痛感したこと

川島なお美さんは、手術の前日まで、生きること、女優として進化成熟することに意欲を燃やしておられました。

手術をする前もあとも、よく本を読み、私を含むさまざまな医師や治療師の意見を聞き、効果のあるなし（私の目からは悪影響のあるものもありました）はともかく、さまざまな治療を行われました。

癌を「いましめクン」と名付け、すべての癌患者さんを応援する手記を残しておられました。

その川島なお美さんが残された手記と足跡は、すべての癌患者さんと癌を治療するすべての者の宝だと思います。

川島なお美さんの癌患者さんへの応援歌を歌い継ぐこと。私の使命が、また一つ増えました。

1．川島なお美さんの初診（平成25年12月28日）から最後の横内醫院来院（平成27年1月7日）まで

川島なお美さんは、私のクリニックにも来院されました

平成27年9月24日、女優の川島なお美さんが、肝内胆管癌のため逝去されましたが、その直前まで積極的に生き、癌を患った方を応援するかのような手記を残されました。その手記に夫の鎧塚《よろいづか》俊彦さんが「追記」など

を書き足し、『カーテンコール』（新潮社）として刊行されました。

川島なお美さんは、平成25年8月に人間ドックに入られて、肝内胆管癌の疑いがあると指摘されました。それから手術をするまでのあいだに、さまざまな先生の意見を聞かれ、さまざまな治療を行われたようです。

腫瘍があるのは確実でしたが、それが悪性のものなのか、良性のものなのか、そのことを、手術をする前になんとか確かめようともされたようです。

癌は難しい病気です。開腹してそのものを取り出して病理検査をするまで、良性か悪性かは言うことができないということは、しばしばあります。

それにもかかわらず手術をして、良性だったときには「切られ損」ということになります。しかし、悪性ではなかったわけですから、喜んでいいということでもあるわけですが、川島なお美さんは女優という職業上、耐えられないものがあったようです。

体に傷跡が残ると水着などを着て撮影できなくなるということもあったでしょうが、体は楽器ということもあったようです。ミュージカルに出演することが多く、腹部の傷が声に大きな影響を及ぼすことを危惧されていたようです。

そのこともあって、いくつものセカンドオピニオンを求め、さまざまな治療方法を試みられました。その時期に、じつは私のところにも来られました。平成25年12月25日のことです。

その日から平成27年1月7日までのあいだに6回来院され、写真による診察のほかに、おびただしい数のメール、ファックスのやりとりがありました。

平成27年1月7日の来院が最後で、その8カ月後くらいにお亡くなりになりました。お亡くなりになったことは新聞で知りました。

まずは平成25年12月25日の初診から平成27年1月7日の最後の来院までのことを、カルテをもとにご報告させていただきます。

平成25年11月26日に電話をいただく

川島なお美さんから、鎧塚なお美という本名でお電話をいただいたのは、平成25年11月26日でした。

「良性か悪性かを診てほしい」と言われました。「癌なのか癌じゃないのかわからないので、急いでいる」とのことでした。

電話を受けたスタッフが「来年の5月まで混み合っています」と言ったところ、

「げっ！　それじゃ結構です」

と、電話をお切りになったそうです。

それからひと月ほど経ったころ、大腸癌から肝臓癌に転移したのちに私のクリニックで治った患者さんから、「ある女優さんの診察をお願いしたい」と電話がありました。「女優さんなので、体に傷がつくのを嫌がっていて、急いでいる」と言います。

そのことを聞いた私は、「ご本人の写真があれば、その写真から、癌なのか、そうでないかを、私なりに判定することはできます」と申し上げました。

そうしたところ、すぐに本人から写メールが届きました。

その写真を見て、判断したところ、癌のようでした。

そこで、電話をくれた紹介者に、その旨をお伝えしました。

すると、12月28日に、「誰にも会わないように診てほしい」と連絡がありました。「誰にも会わないように」ということだと、診察の時間外に診るしかありません。スタッフ全員に残業してもらって、診察が終わった時間に来ていただくことにしました。

平成25年12月28日に来院、初診になります

平成25年12月28日、川島なお美さんがお見えになり、私のクリニックでの初診となりました。

主食はパンで、肉と魚の両方を同じくらいの割合で食べているそうです。乳製品はよく食べるほうで、ワインは1日に4杯くらいだそうです。

平成25年8月に人間ドックに入って健康診断したところ、肝内胆管癌の疑いがあると告げられたとのことでした。このときの検査は、PET、CT、MRIの三つでした。

癌と思われる腫瘍は、15×12ミリの大きさでした。

その病巣が、同年11月13日のPET検査で、23×16ミリに増大していました。

その後、いろいろなクリニックに行っては、これをどう見ればいいのか聞いてまわられたようです。しかし、どの医師も癌であるとは言わなかったそうです。

川島さんにしてみれば、癌であるかどうかはわからないにもかかわらず、お腹を切るということが、どうにも納得できないということでした。

近藤誠先生のところにも相談に行ったそうですが、「何もしなくても1年は生きられる」と言われ、ラジオ波による治療もあるというようなことを言われたそうです。川島さんとしてはとても納得できる説明ではなく、私に向かって「あの先生は全然ダメです」と言っていました。

私の診察は、悪性腫瘍、すなわち癌であるとの判定です。
早めの手術を勧めました。
「横内先生が癌であるとおっしゃるのなら、手術します。やっと覚悟ができました」
川島さんは、そう言われました。
それ以降、川島さんからは連絡はなく、漢方薬の注文もありませんでした。
手術を受けられたことは、マスコミの報道で知りました。

平成26年7月11日、電話をいただく

初診から半年後の平成26年7月11日、突然、川島さんからスタッフに、
「チェックをするために伺いたい」と電話がありました。

そのとき、私はスタッフに、

「きっと再発したと思うよ」

と言ったことを覚えています。

来院され、お話を伺うと、人間ドックに入ったところ、再発していることがわかったのですが、症状は何もないとのことでした。

こちらでも検査をしましたが、やはり症状はありません。

以下の二つの漢方薬を処方しました。

薏苡仁湯《よくいにんとう》　8週間
桂枝加苓朮附湯《けいしかりょうじゅつぶとう》（桂姜棗草黄辛附湯《けいきょうそうそうおうしんぶとう》）　8週間

平成26年8月26日、来院
平成26年8月26日、来院されました。元気なご様子です。

病院からは、90%の確率で再発するので、抗癌剤治療を勧められているとのこと。

以下の三つの漢方薬を処方しました。

薏苡仁湯　4週間

桂枝加苓朮附湯（桂姜棗草黄辛附湯）　4週間

ビワの種　4週間

4日後の30日に「ビワの種は大丈夫なのか?」とのメールが入りました。

私が処方したものなので、私に問われても大丈夫だと言うに決まっているのですが……。

これを皮切りに、不安に思ったり、違うと思ったりしたことについて、電話やメールがひんぱんに入るようになりました。

平成26年9月12日、写真が送られてきて「写真による診察」

9月12日には、写真が送られてきて、とても元気だとのこと。その前後にも、ひんぱんにメールが送られてきました。

とくに重要なメールは、横浜のドクターにMRIの画像を見せたところ、「癌の活動は（一）」と言われたというメールです。

そのことにより、川島さんはそのドクターに心酔するようになったようです。一般には、「癌＝死」というイメージが強くあって、癌は死と同じくらい大きな恐怖の対象です。

そのときに、自分に都合のいいことを言ってくれる人がいると、とても大事に思うものです。

「自分の信じることをなさってください」

私は、そう返信しました。

平成26年9月25日12：14（川島さんからメール）

9月25日木曜日12：14（川島さんからメール）

いつも大変お世話になっております。今日の山王病院のMRIの結果ですが、残念ながら影は大きくなっており、小さいものも増えていました。20個前後、最大で14ミリ、すべて肝転移の疑い。すいとうぶに23ミリ×21ミリの腫瘍の疑い。前回より増大していて局所再発、リンパ節転移を否定できず、多発肝転移と再発腫瘍の疑い。増加増大傾向とのことです。

横内先生の診断では、悪性ではないし、漢方薬もせっせと飲んでいて、この結果、落ち込みます。横内先生のご意見うかがいたく、また2日によろしくお願いいいたします。

9月25日15：14（横内醫院・院長横内正典からの返信メール）

メール拝読し、大変悔しく思っております。

再発率が高い病気ですが、前回の診察では悪性ではないと判断しました。

しかし、ご存知のようにパワーテストは100％ではないので、このテストに頼りきるのは危険です。

良性がすぐに悪性化するケースもたくさん見てきていますし、良性でも悪性でも腫瘍ができることに問題があります。

漢方薬は即効性がないので時間がかかりますが、人によっては1カ月程度で小さくなっていく人もいます。

現在、当院では、西洋医学の治療と東洋医学（漢方）の治療を併用している患者様が100%です。

鎧塚様のようにスピードが早いケースは、何か即効性のある治療を選択していかなければならないと考えます。

9月25日木曜日15:46（川島なお美さんからの返信メール）

お返事ありがとうございます。

今日のMRIは山王病院ですが、執刀医の東邦大学の金子先生は、前回、再発と診断したとき、ラジオ波も数や場所から考えると有効ではないと言われました。それで抗がん剤治療をすすめられたのは、お伝えしたとおりです。が、それをやるつもりはありません。エビデンスもないと言われました。西洋医学で有効なものって、なにがあるのでしょう？　手術も放射線でも手が施しようないと言われています。

横内先生には悪性でないと診断され、血液検査、尿検査ともに異常なく、おかげさまで毎日元気に過ごしています。

引き続きよろしくお願いいたします。

9月25日16：20（横内正典からのこの日2度目の返信メール）

鎧塚様の強いお気持ちはとても良いのですが、こちらはあくまでも独自の治療方針なので、何度も繰り返しますが、良性、悪性はパワーテストのみの検査です。

１００％ではありません。

これだけでは危険です。

悪性でないという診断も独自の検査方法ですので、そこを強調されるとこちらも困惑してしまいます。

漢方薬では効果が出ない方もいらっしゃいますので、他の方法もお考えください。

私どもは生命の保証まではできませんので、早い段階でいろいろと考えたほうがよいと思います。

9月25日木曜日18：44（川島なお美さんからの2度目の返信メール）

了解しております。

どんな治療にせよ自分が信じられるものを選択し、その結果がどうであれ、その治療法を選んだのは自分なのだから、誰を責めるつもりもありません。

横内先生のところだけに頼ることなく、電磁波による邪気をとりはらう治療院、マイクロ波による温熱治療には通っています。ただ、なんでもかんでも薬を服用したくはないので、漢方薬はそちらで処方していただいています。

なんだか、私が横内先生にだけ頼りきってパワーテストを信じていることで困惑していらっしゃるとのことですが……。もちろん信頼はしていますが、先生にだけ頼りきっていけばいいとは思いませんので。

パワーテストが100%でないように、どんな治療も完璧なものはないと承知しております。

ただ、貴院に伺うと気持ちが元気になれます。なので、「困惑してしまいます」という内容のメールは、正直残念でなりません。

2日に予定通り伺います。

平成26年10月2日、2度目の来院（カルテに書いたこと）

10月2日、来院されました。

診察の結果、癌再発を確認。

食事療法とにんじんジュースをやめるように伝えたところ、「自分の身体《からだ》が欲しているので」と拒否されました。食事療法をしていては、癌と闘うための体力がつきませんし、実際、私の病院に来られる方の中で、食事療法をしながら癌を克服した人はいません。

また、川島さんは冷え性で、眠れないので電気毛布を使用しているとのことですが、電気毛布からは電磁波が出るので使わないほうがいい、ほかの方法で冷えないようにするアドバイスもしましたが、いずれも拒否されました。

以下のものを4週間、処方。

Dr・横内・半枝蓮湯《はんしれんとう》

濾肝去瘀湯《ろかんきょおとう》

ビワの種

平成26年10月2日17：51（川島さんからのお礼のメール）

本日はありがとうございました。

先日のMRI以後、すぐやりとりしたメールを転送いたします。

マイクロ波温熱治療のアドバンスクリニック東京の先生が、横浜アドバンスクリニック院長に写真などみせた結果のメールです。

参考になるなら、と送らせていただきます。

鎧塚様

おはようございます。

前田先生に確認しましたところ、癌の活性はマイナスであり体に癌はなし、とのことでした。ただ、ヘルペスウイルス、サイトメガロウイルス、カンジタは陽性とのことです。

いずれもヴイタミンCが効きます。内服のヴイタミンCに加え、高濃度のヴイタミンC点滴をなさるとよいかと思います。

取り急ぎご連絡まで。

平成26年10月3日9：26（横内醫院、院長秘書から）

鎧塚様

おはようございます。

メール拝読致しました。

院長は、オーリングではなくパワーテストなのでご了承ください。

本来ならば、初診時は、院長の著書を読んでからのご案内になっておりましたので、必ず著書をよくお読みください。

院長が「どうぞ自分の信ずることをされてください」とのことです。

取り急ぎ返信させていただきました。

平成26年10月3日9：37（川島さんからの返信メール）

おはようございます。昨日はありがとうございました。著書は2冊、去年のはやい段階から拝読いたしております。また再読させていただきます。

今日から漢方薬変えて飲んでいきます。

平成26年10月27日写真到着

写真を見ての診察。

Ｄｒ・横内・半枝蓮湯

濾肝去瘀湯

ビワの種　４週間、処方。

平成26年11月20日川島さん来院

元気ですが、MRIにより腫瘍が大きくなっていることがわかります。食事療法、にんじんジュースは継続中。金の棒で邪気を払っているとのこと。

Dr．横内・半枝蓮湯

濾肝去瘀湯

ビワの種　4週間処方

平成27年1月7日川島さん来院

ずうっと元気！

食事のことなど何も話さず、これからの活動を気にしながら帰られました。

この日以降、来院することはありませんでした。

平成27年9月24日新聞により川島さんの逝去を知る

当院では、川島さんと同じ癌であるにもかかわらず、今も元気な方がたくさんいらっしゃいます。やはり、本をよく読んで、どれが正しいか、誤っているのか、その判断がきちんとできるようになること、そして、それぞれの病院の治癒率を調べることが重要です。

アップルの創業者、スティーブ・ジョブズが癌になったとき、家族をはじめ周囲はすぐに手術を受けるように忠告しましたが、ジョブズはこれを頑《かたく》なに拒否し、絶対菜食、ハリ治療、ハーブ療法、心霊治療などをネットで探し、民間療法などを用いて完治を図ろうとしたといわれています。そのために医学的治療が遅れ、取り返しのつかないことになりました。彼は、死ぬ間際になって自分の判断が間違っていたことを後悔したそうです。

私の癌治療に対する考え方は、癌になったら、まず、なるべく早期に西洋医学で「正しく」手術を受けること、そのあと、セカンドオピニオンとして東洋医学を治療対象に入れる、ということです。手術を遅らせ、食事療法や民間療法だけに頼るのは偏り過ぎです。

それにしても、川島さんのことは、残念でなりません。

2．川島なお美さんからみた横内正典

川島なお美さんは、横内醫院に来院されたときのことを書き残しておられました。それをもとに、逝去後に『カーテンコール』として刊行されました。以下の文章は『カーテンコール』から転載させていただきました。

※　※　※

……ことの成り行きをずっと見守ってくれている親友夫妻のご主人のほう、Hさんに今回の検査結果を報告しました。

彼は大腸がんの摘出後、肝臓に転移が見つかり手術したものの、結局誤診で、肝臓の腫瘍は良性の塊でした。

何か所もセカンドオピニオンを求めたにもかかわらず、すべての医者が「肝臓に転移」というストーリーを信じて疑わない。が、唯一「良性だよ」と主張し続けていたドクターがいたのです。

「O―リングテスト」を〝進化〟させた「パワーテスト」で悪性・良性を診断する漢方薬の名医でした。

実は数週間前、こちらの医院に電話したところ「初診は来年の5月までいっぱいです」と言われ、いったんは諦めていました。それをHさんがダメモトで事情を話し、先生に予約を頼んでみると言ってくれたのです。

持つべきものはがんファイターの友人。あれほど予約困難だったのに、特別に年内最後の診療日に診ていただけることになりました。

診察室に一歩足を踏み入れると、漢方薬の臭いが充満している。

それも待っているうちに、次第に慣れてきました。

Hさんが良性だと診断されたように、私もひょっとしたら……そんな可能性もないとはいえない。

もし良性だったらどうしよう？　仮予約した手術をキャンセルすることになるのでしょうか？

そんな思いもつかの間。舌を診てお腹を診て、看護師さんと二人がかりのパワーテストをした先生が言いました。

「うん、悪性だからね、手術しなさい。でも、あんた運が強いから大丈夫」

先生は実にユニーク。仙人のような長いあごひげに東北訛《なま》り。レントゲンも撮らないのにパワーテストなるもので何もかもお見通し!?

目を瞑《つぶ》っていたので詳しくはわかりませんが、何か棒のような物を患部にかざした看護師さんがもう片方の手の指で輪をつくり、それを院長が引っ張って抵抗を診ている様子でした。

「症状もなにもなく、それでも見つかったなんて不幸中の幸いだよ、あんた」

東北訛りに癒されていきます。

「がんって、なんでカンサーって言うか知ってる?」

それは先生の著書で読んで知っていました。

「がんは蟹《カンサー》みたいな動きで大きくなっていくからですよね」

「あんた、よく勉強してんのね」

漢方薬で腫瘍を小さくして手術しやすくしましょう、と4週間分の漢方を2種類処方していただき、さらに院長の〝気〟が入った身体に貼るシールや、携行していると血流がよくなる名刺、電磁波ブロッカーなども渡されました。

漢方薬を煎じる便利な電気の器具も購入し、診療代ふくめて13万円也。がんと真剣に向き合うって、ほんとお金がかかります。

でも悪性とはっきり診断され、ももやした気持ちは消えました。この日から毎日せっせと漢方を煎じて飲む毎日が始まり、我が家のキッチンは朝から不思議な香りに包まれることになりました。

3．近藤誠先生からみた川島なお美さん

川島なお美さんは、私には「あの先生（近藤氏）は全然ダメです」と言われましたが、その川島なお美さんのことを、近藤誠先生は『がん治療の95％は間違い』のなかで述べておられます。

私は、もともと近藤誠先生の癌治療にも、「がんもどき」理論にも否定的でした。そのため、川島なお美さんに対する近藤誠先生のセカンドオピニオンにも否定的であり、むしろ正反対の意見です。

そこで、川島なお美さんの癌治療に対する近藤先生のセカンドオピニオンのすべてを転載させていただくことにいたしました。長くなりますが、次の点に注意して読んでください。

一つは、「川島なお美さんは、外科手術をすべきではなかった。抗がん剤治療を拒否したことは正しかった」と述べている点です。「(肝内胆管癌は)手術によってがんを切除しきれた患者でも、大部分は余命1年なのです」とも述べています。

癌の摘出手術後の余命が短い理由として、以下の三つをあげています。

1. 手術の合併症(入院中に亡くなってしまう)
2. 抗癌剤による治療死
3. 手術によって再発が促進される

さらに、再発が促されるのは、次の2タイプであるとしています。

1．血管中の癌細胞が、手術でメスが入った場所に血液とともに流れ出て増大

2．他の臓器に潜んでいる転移癌が、手術をきっかけに急速に増殖（肝内胆管癌はほとんどの場合、肺や肝臓などに転移が潜んでいる）

以上のことに留意していただいたうえで、次の文章を読んでいただければと思います。

※　※　※

川島なお美さんは手術をしなければ、もっと生きられた

2015年9月24日、女優の川島なお美さんが肝内胆管がんのため逝去

されました。亡くなられる1週間前まで気力を振り絞るかのように舞台に立ち続けられたことに、誰しもが驚きと深い感銘を覚えたはずです。

川島さんは、実は僕のセカンドオピニオン外来を一度訪れています。法律上、亡くなった方は医者の守秘義務の対象でなくなるとはいえ、川島さんとのやりとりを公にすることにはためらいもあります。

ただ、彼女のような有名人が亡くなった場合、治療にあたった医者たちが逃げの沈黙を決めこむことで、がんに対する誤解が世の中に広まってしまうことはゆゆしき問題だと思い、相談内容を公表することにしました。

実際に川島さんの死後、テレビのワイドショーなどで「もっと早く手術をしていれば」「抗がん剤治療を拒否していなければ」といった啓蒙《けいもう》が盛んに行われました。

しかし、もし川島さんがそうしていたら、もっと早くに亡くなられたことでしょう。なぜ僕がそう考えるのか、理由を明らかにし、がんへの対処法を考えていきたいと思います。

川島さんは2013年8月、人間ドックのPET—CT検査で肝臓に影が映り、その後の精査で、悪性の腫瘍《しゅよう》だろう、おそらく肝内胆管がん、と診断されました。

僕の外来には9月12日におみえになり、開口一番、「私は女優をしていて、舞台の仕事もあるので、抗がん剤治療はうけたくない。かりに手術をうけるとしても、ミュージカルの舞台を終えてからにしたい」と、やや勢いこむような感じで、ご自身の希望を述べられました。

彼女は、知人に紹介されて受診した大学病院の外科医にすごく怒っていました。

「(針を刺して)肝臓の生体検査をすると、がんが飛び散ってしまう恐れがある。だから、とにかく腫瘍を切りましょう」と執拗《しつよう》に勧めてくる外科医に対し、彼女が「良性か悪性かもわからないのに手術はイヤです」と拒むと、「ならば抗がん剤をやりましょう」と切り返された、と。

そこで、「いいえ、年末まで仕事があるので手術はうけません」と、彼女が最も気にかけていた理由を挙げてなおも拒否すると、外科医は「それなら仕事をキャンセルしやすいよう、悪性という診断書を書いてあげましょう」と迫ってきたというのです。しかもこのとき、川島さんは「余命1年」と宣告されています。

ところが、川島さんの腫瘍は肝臓の左葉にできていて、直径2センチほど。これがかりに増大して10センチの大きさになっても、症状に応じた対処をすれば、命を長らえることができます。そこで僕は彼女にこう言いました。

「このまま放っておいても、1年で死ぬことはありません。1年以内に死ぬとしたら、手術や抗がん剤治療をうけた場合だけです。その医者は是が非でもあなたを治療に引きずりこもうとしてウソを言ったのでしょう」と。それにしても、このウソは罪深い。彼女の心には余命1年が深く刻み込まれてしまったはずですから。

結局川島さんは、翌年（2014年）の1月に肝臓の部分切除手術をうけ、肝内胆管がんと確認されています。しかしこれは十中八九、命を縮める手術でした。

そもそも肝内胆管がんは、膵臓《すいぞう》がんなどと並んで、大変にタチが悪いのです。ほとんどのケースは、大便が白くなる、白目が黄色くなる、などの黄疸《おうだん》症状が出てから発見されますが、これは、がんが肝門部という肝臓の中枢に達し、胆汁《たんじゅう》がせき止められ、体のなかで逆流しているというサインです。

この症状によって胆管がんだと判明すると、医者たちは手術できそうな人を選んで手術をするのですが、手術によってがんを切除しきれた患者でも、大部分は余命1年なのです。

医者が告げる「術後の余命1年」は、1年近くは元気でいられるけれども、1年が過ぎるとバタバタ死ぬ、という意味ではありません。手術直後にバタバタと亡くなり、その後も続々と死んでいき、1年後には半数が生き残っているという「半数生存期間」、ないし「半数死亡期間」が、医者の言う「余命1年」です。

手術後の余命が短い理由は3つあります。1つは手術の合併症で、入院中に亡くなってしまう方が少なくない。2つめは、抗がん剤による治療死です。抗がん剤のほとんどは正式に「毒薬」に指定されているほど毒性が強いので、これも当然です。ここでお話しするのは3つめの理由、つまり、手術によって再発が促進されるという現象についてです。

がんの手術によって、ひそんでいた転移が勢いづいて再発が早くなる現象は、外科医の間では古くから知られています。

たとえば半世紀以上前に、世界で最も高名な医学雑誌「ニューイングランド・ジャーナル・オブ・メディスン」に、大腸がんのケースが報告されています。記載には、「がんの切除手術のときには肝臓に転移は見られなかったが（注／このとき肝臓の重さは1・5キロ程度でしょう）、手術後10週で、急激に増大した肝臓転移のために亡くなり、解剖では肝臓の重さは4・7キロだった」とあります。

その後も、手術ががんの再発を促すという報告は、世界中の医学雑誌に途切れることなく掲載されています。

しかしながら、がん治療の世界において、手術によって再発が促されると公言することはタブーです。外科医は自分の経験を誰かに話したいし、「業績」にもなるので、医学論文にまとめはしますが、診察室で患者には教えないし、公言もしない。患者が激減するからでしょう。

そこで、タブーと無縁な僕が解説するわけですが、再発が促される現象には2つのタイプがあります。

1つめは、血管のなかにあるがん細胞が、手術でメスが入った場所に血液とともに流れ出て、そこで増大する、というタイプです。

2つめは、肺や肝臓など他の臓器にひそんでいる転移が、手術をきっかけに急速に増殖するタイプです。前述した大腸がん術後の肝転移はこちらです。

再発の現象が見られるのは、転移がひそんでいるケースに限られ、転移がなければ生じません。ところが肝内胆管がんはほとんどの場合、肺や肝臓などにすでに転移がひそんでいます。したがって手術をしても、肝臓や腹膜にがんが再発するし、かつ、がんの増大に勢いがついてしまうのです。

要するに、転移がひそんでいる場合、手術によって早く再発し、早く亡くなるわけです。

では、「早期発見・早期治療」したらどうなのか、川島さんのがんは小さかったから早期発見ではないのか、手術で治ったのではないか、との疑問もありえるでしょう。

しかし、これまで蓄積された医学データでは、胃がん、肺がんなどすべての固形がんにおいて、がんを早期発見しても、がんによる死亡は減らないことが確認されています。これも医学界では、公言するのがタブーとなっていて、一般の方々は「早期発見が有効だ」と思いこまされているのです。

実は転移するがんは、発生してすぐに転移しているのです。がん細胞の転移能力の有無は、がん細胞が発生したときから決まっていて、転移能力があるものは、がん病巣が1ミリにも達しないうちに転移してしまうのです（これが「本物のがん」）。

これに対し、検査で発見できる大きさになったがん病巣が、かりに転移していない場合、転移する能力自体がないと考えられます。なにしろ川島さんのような直径2センチの病巣には、80億個からのがん細胞が詰まっているので、かりに転移能力があれば、その数になるまでにとっくに転移しているはずです。反対に転移能力がなければ、治療せずに放っておいても、転移することはないのです。

がんが2センチの患者たちのうち何割が転移しているかは、がんの種類によって異なります。胃がんや大腸がんだと、ほとんどの患者に転移がないのですが、逆に膵臓がんでは、ほとんどに転移がひそんでいます。川島さんの肝内胆管がんは後者で、初発病巣が小さくとも、10人中9人以上に転移がひそんでいると考えられます。

こうしたことから僕は川島さんに、「手術しないほうが長生きできる」と言いましたが、川島さんは、何かしらの治療をうけたいようでした。そこで次善の策として、「ラジオ波焼灼《しょうしゃく》術」を提案しました。

彼女には「転移がひそんでいたとしても、肝臓に針を刺して病巣を焼く焼灼術なら、メスを入れる手術とは違い、転移巣がどんどん大きくなってしまう可能性が低いでしょう」と申し上げたのです。

しかし川島さんは結局、4カ月後の2014年1月に切除手術をうけられました。舞台の仕事が一段落した心の隙を突く形で、外科の主治医らが寄ってたかって説得にかかったのではないか。他にもそうしたケースは数限りなくあります。

残念ですが、川島さんの余命は、手術により短く定められてしまいました。

報道によると、彼女は手術後6カ月で腹部に再発し、ご主人の鎧塚さんが治療医から「余命1年」と告げられています。この場合の余命告知はウソや脅しでなく、1年以内に半数が亡くなるという意味で、正しい予想だと思います。

最後に、他のポイントを指摘しておきます。

川島さんが激やせした理由の1つは腹水です。腹膜に再発していて腹水がたまり、ときどき何リットルも抜いていたといいます。そのとき腹水とともに栄養分が失われるので、だんだんやせてくるのです。

激やせしたもう1つの理由は、川島さんが励んでいた玄米菜食系の食事療法にあったと思います。食事療法でやせてしまうと、体の抵抗力が失われ、がんが増大するスピードがかえって速くなります。

そもそも元から、川島さんはやせすぎでした。一般人の統計では、やせればやせるほど、がんを含めた死亡率が上昇していきます。

他方、アルコールと胆管がんとには、はっきりした相関関係は見いだされていません。しかし川島さんのように、私の血はワインでできている、というほど飲まれると、特に女性の場合は肝臓を壊しやすくなります。やせすぎとお酒が、胆管がん発症の引き金を引いた可能性は否定できません。

また川島さんが採用していたビタミンCの大量点滴は、米国における二度の比較試験で、その効果が全否定されています。しかも、この療法は保険が利かないため、1回の治療に数万円もかかる。折り紙つきの詐欺療法です。

ただ、抗がん剤治療を最後まで拒否されたことは大正解でした。抗がん剤治療をしなければ、死亡する1週間前まで舞台に立つことができるのです。ついに仕事復帰ができなかった俳優の今井雅之さん（大腸がん）や、ニュースキャスターの黒木奈々さん（胃がん）との違いはそこにあります。

川島さんは再発後、親しい方に「毎年毎年検査で調べすぎてしまったのかも」と語っていたそうです。人間ドックでCT検査をうけたことを指しているのでしょう。肝臓の影を見つけなければ、手術によってがんの進行が速くなることもなく、現在に至るまで、胆管がんの存在に気づかず、舞台に立ち続けていた可能性もあります。

CT検査や内視鏡検査のような精密な検査をうけると、放っておいたほうがいい病変を見つけられてしまい、命を縮めやすいのです。もって他山の石とすべきでしょう。

　僕のセカンドオピニオン外来で川島さんは終始、冷静で理性的であり、所作や態度は本当に立派で堂々としたものでした。今はただ、彼女の人生の貴重な一瞬に立ち会った者として、心静かにご冥福をお祈り申し上げるばかりです。

4．近藤誠先生が見放した癌患者を治療

以上が近藤氏の見解ですが、それに対して、私はかつて『末期癌の治療承ります』（1998年刊）という拙著の中で、氏の見解に真っ向から反論したことがあります。

私の見解は、基本的には当時と変わっていませんので、ここではその反論を転載させていただきたいと思います。

※　※　※

■〝がんもどき〟とは何をさすか

さて近藤氏が提唱している〝がんもどき〟について検証してみよう。この造語は素人にはよほど受け入れやすかったとみえて、『患者よ、がんと闘うな』が出版されて以来、巷間では〝がんもどき〟が独り歩きしている。しかし、実体が掴みにくいので、私なりに理解したとを、ここで整理してみる。

この〝がんもどき〟は、『患者よ、がんと闘うな』より以前に出版された、同じ著者の『がん治療「常識」のウソ』(朝日新聞社・一九九四年発行、以下『「常識」のウソ』と略す)の中にすでに登場している。氏はその中で「検診で見つかる早期癌は『がんもどき』だ」の見出しで、つぎのように書いている。ここにその部分を抜粋させていただく。

「癌の最も簡単な定義は、『致死性の細胞増殖』だろう。ところが、人を殺さない『がん』の存在が実証されている。他の病気で死んだ人を解剖したときに偶然見つかる『がん』がそれで、その人を死なせた原因ではない。このようながんを『潜伏がん』とか『潜在がん』と呼ぶ。〈中略〉

胃では、六〇歳以上の人を解剖してみると、潜伏がんと考えられる早期がんの頻度は五パーセントという報告がある。なんと、がん検診での胃がん発見率の五〇倍以上にも相当する。とすると、胃がん検診で発見される『早期がん』も、じつは致死性でない良性病変かもしれない。

次に、がんの定義のうちの『細胞増殖』について考えよう。早期がんはさぞやハイスピードで分裂・増殖すると思うだろうが、実際はそうでもないようだ。早期胃がんを放置・観察したデータがある。早期胃がん研究のごく初期のデータで、診断基準が確立していなかったために放置・観察されたらしい。

その報告では、十五人の早期胃がんを放置・観察され、成長速度が計算されている。成長速度は、がん細胞の数が倍にふえるのにかかる時間（倍増時間）で表す。一五人の倍増期間は、五五五日から三〇七六日にかけて分布している。いずれも、ゆっくりと成長する『のんびりがん』である」（一一三〜四頁）

そして、近藤氏は「それでも放置すれば、やがては人を殺すのだろうか」（一一三頁）と、疑問を投げかけている。さらに「『早期胃がん』と診断した時点で治療してしまうから、その先は推論するしかない」として、早期がんの倍増期間を、先ほどの放置・観察データから推論している。その結果、早期がんの倍増期間を、データの長いほうをとって三〇〇〇日とすれば、早期がんが進行して人を死滅させるまでに成長するのには八〇年かかることになる。短いほうをとっても、人を死亡させるまでには、二〇年を要するので、こうした「がん」は「致死性」とはいえない、という。

こうして推論した結果、「のんびりがんや転移しないがんは、顕微鏡では『がん』に見えて、性質上は『がん』でないという意味で『がんもどき』と呼ぶことができる」（一二四頁）として、ここで〝がんもどき〟を登場させているのだ。

■〝がん〟と〝がんもどき〟は見分けられない

以上、長々と引用させていただいたが、近藤氏の文章は、われわれ癌医療の専門家にはなかなか分かりにくい。「顕微鏡では『がん』に見えて、性質上は『がん』でないという意味で『がんもどき』と呼ぶことができる」とは、いったいどのように解釈すればいいのだろうか。

たぶん顕微鏡では『がん』に見えるということは、胃生検組織診断で第V群に分類されるという意味だろう。そしてそれが〝がん〟と〝がんもどき〟の二通りに分けられると、近藤氏は主張していると思われる。しかし顕微鏡で見た顔はそっくりだけど、性質は違うと言われても、顕微鏡でさえ見分けられなかった性質の違いをどのようにして、誰が、前述した癌の性格分類の、どの段階で見分けるのだろうか。近藤氏は〝がん〟と〝がんもどき〟の違いを見つけられるのだろうか。

まるで一卵性双生児のようで、顔はそっくりだけど性格が違うと言われても、他人の空似と違って一卵性双生児は遺伝子が同じなのだ。いまは性格が良くても、もう一方の性悪な兄弟と同じ遺伝子を持っており、いつ豹変するかもしれないのでは、安心して付き合えないではないか。似て非なるものと、高をくくっているわけにはいかない。

このように癌専門医の私が、何度読み直しても〝がんもどき〟の正体を理解できないのに、一般の人たちはどのように理解しているのだろうか。

■癌の定義自体を否定する近藤理論

そもそも現在の医学の世界でコンセンサスを得ている癌の定義「癌は癌

細胞が認められるものをいう」を、近藤氏は簡単に否定している。つまり「がんの最も簡単な定義は、『致死性の細胞増殖』だろう」と、あっさりと書いている。そして〝がんもどき〟には『致死性の細胞増殖』はないとして、近藤理論を展開しているのだ。だが考えてみれば、これは重大な問題提起をしていることになる。

現在の癌の定義は、簡単に決定されたわけではない。癌医療の指針になるのだから当然であるが、多くの学者や医療関係者が研究を重ねて、微調整をしながら現在のような定義ができあがったのである。

それにしても定説に対してこれだけはっきりと新説を主張するからには、近藤氏にはそれなりの覚悟があってのことだろう。つまり基本的な概念を変えるということは、癌医療に革命を起こそうとすることである。それだけ重大な問題提起をしているのだから、マスコミに発表する前に、医学の世界で発表すべきではなかったのだろうか。癌の専門家の間で検討し、それでも受け入れられなかったのなら、マスコミに訴えるなりの方法をとればよい。

癌の定義という癌医療の基本になることを、癌の専門家を抜きにして、いきなり素人を巻き込んでの論争は危険である。近藤氏はご自分が提起した問題の重要性をどの程度、認識していらっしゃるのだろうか。

私自身は現在の癌の定義を認めているが、だからといって新しい説を絶対に認めないと固執しているわけではない。私なりに近藤氏の説が正しいと納得したら、近藤氏と一緒になって旗を振るぐらいの覚悟はある。異端といわれようとも、癌医療関係者全員を敵にしても、自説は曲げないぞと頑張っている姿は、必ずや人の心を打つはずである。

近藤氏は『がん治療「常識」のウソ』のまえがきで「だれもが確実と考

えているセオリーも、『仮説』によってひっくり返されることがあることを歴史は教えてくれる。たとえば天動説がそうで、仮説だった地動説にとって代わられた」と、お書きになっている。

全くそのとおりである。三五〇年以上前、地動説を唱えたガリレイは生涯、不遇な学者生活を送ったが、二十一世紀を目の前にして、われわれ現代人は同じ轍を踏んで、正論を主張する学者を足蹴にしてはならないと、私は常々、考えている。それに私は異端が好きだ。閉塞された状況を打ち破り、新しい時代を切り開いてきたのは常に異端だと思っている。人類はまだ癌を克服していないのだから、多くの壁を打ち破らなければならないだろう。私は大勢の異端の出現を期待しているのである。

しかし、近藤氏の様子を拝見していると、残念なことにガリレイと同じような決心とはいわないまでも、とてもそれほどの覚悟をしている人とは思えないのだ。いったいご自分が問題提起をしていることの重要性を、どの程度、理解なさっているのであろうか。

少し近藤氏に好意的に考えると、氏は医者であり、文筆家ではないために、表現方法を間違えたのかもしれない。「癌の最も簡単な定義は『致死性の細胞増殖』だろう」と言いかえてみると、近藤氏の言っていることが分かりやすくなる。

つまりこうすると、医学の世界全部を相手どって癌の定義を変えようなどという、大それたことを主張しているようには見えない。ただ、そうなると、「(癌は)致死性の細胞増殖が怖い」というのは周知の事実であり、あらためて近藤氏がセンセーショナルに力説するまでもない。それでは近藤氏の出る幕がなくなってしまい、それはそれでご不満なのかもしれない。

■癌検診無用論の根拠はあいまい

近藤氏は「がん検診」についても、癌検診関係者だけでなく、癌医療全体に喧嘩を売るような発言をしている。

近藤氏の文章は、なぜか私たち癌の専門家には理解しにくいので、私なりに補足して説明をすると、「がん検診」とは文脈から集団検診や人間ドック等、無症状の人の早期発見のための癌検診をいうのであろう。つまり癌症状を自覚した人が、個人で受診する検診は含まれていないと理解していいと思う。

さて「がん検診は百害あって一利もない」という近藤氏の問題提起については、大阪がん予防検診センター調査部長である大島明氏が、『メディカル朝日』（一九九五年二月号）誌上できちんと反論しておられる。私も同感であるので、大島氏の反論を参考にさせていただきながら、私なりに検証してみる。

まず近藤氏はがん検診無用論の根拠として、早期胃がん研究のごく初期のデータを紹介しているが（『「常識」のウソ』一一四頁）、誰が、いつ、どこに発表した研究データなのか、説明がないのだ。不勉強な私は大島氏の反論を読んで、はじめてそれが〈Path Res Pract 一六三号・一九八七年〉に発表された藤田氏の研究論文、Biology of early gastric carcinoma（初期胃部癌腫の生体学・以下藤田論文という）からの引用であることを知った。

藤田論文の存在を知らなかったのは私の不勉強によるものだとしても、前述したように近藤氏は藤田論文の一部分を、「がん検診無用論」の重要な理論的裏付けに使っているのだから、いつ、どこに発表された論文なのか、詳細を明記すべきであろう。

そのうえ近藤氏は故意なのか単純な誤読なのか、ともかくこの藤田論文を読み違えているようだ。これも『メディカル朝日』の大島氏の文章からで恐縮だが、それによると藤田氏自身は一連の研究結果として、「早期胃がんは、要する時間に差はあるが、明らかに進行胃がんに進展する」としているのである。

これには驚いた。近藤氏は他人の研究論文を自分の都合のよいところだけ抜き取り、研究結果とは正反対の結論を推論しているのだ。まさに言語道断であり、研究者に対して失礼だろう。

また〝がん〟は致死性のものをいい、のんびり癌や転移しない癌は〝がんもどき〟としようという近藤氏の主張は理解したが、私にはどうしてものみ込めないのだが、致死性の癌と転移しない癌をどのようにして、どこで区別するかということである。

患者にとっては、胃生検組織診断で第V群と判定された時点で、〝がんもどき〟か〝がん〟か、はっきりしなければ意味がない。最初に〝がんもどき〟だということが分かれば、大袈裟に今後の人生のことなど考えないで、それまで通りノー天気な生活を続けていてもいいわけだ。

ところが真正の〝がん〟だった場合は、近藤氏は「治療してもほとんど無益なこのスピードがんと……」(『「常識」のウソ』一二八頁)と言っているのだから、これは大変だ。残りの人生をどのように生きるか真剣に考えなければならない。〝がん〟か〝がんもどき〟か、自分がどちらに属するか、患者にとってはまさに天下分け目の関が原なのである。

ところが近藤氏は〝がんもどき〟の存在だけを主張して、区別はできないとしている。「『がん』と『がんもどき』とを区別できるようになる可能性はわずかである。なぜなら、『がん』と診断すれば道義上、放置・観察はできず治療することになるので、それが致死性だったか否かは知ることはできないからだ」（『「常識」のウソ』一二六頁）と言う。

区別する術がないのなら、いったいどうすればいいのだろう。自分の癌は〝がんもどき〟かもしれないと期待を持ってみたり、いや〝がん〟かもしれないと自棄になったり、ともかく不安定な気持ちで、一か八かと、まるで博打打ちみたいな気分で毎日を過ごすことになる。これは精神衛生上、大変良くない。

結果的に助かったとしたら、それは〝がんもどき〟で、〝がん〟であれば助からないという、つまり回りくどく説明しているわりには、〝がんもどき〟の存在を見つけるのは不可能に近く、現在の癌治療はなんの役にも立たないということになるが、ずいぶん雑な発想で、とても科学とはいえない。先達の努力で癌研究はかなり進んできたのに、なにもここまで引き戻すことはなかろう。

■早期癌が進行癌に豹変することもある

それにしても近藤氏は、どこから〝がんもどき〟という言葉を考え出したのだろうか。私なりに推理してみたのだが〝がんもどき〟とは、生検組織判定で第Ｖ群に分類された癌で、癌形態の肉眼分類で早期癌と判定され、組織型分類で比較的成長が遅い高分化型に入る癌を指しているのではないだろうか。

しかし、現代の医学でもここまでの判別は簡単にできる。問題はそれから先なのだ。早期癌がいつ、どんな状況で進行癌になるのか、転移する癌としない癌の見分け方とか、癌医療はまだまだ解決しなければならない問題が山積しているのである。複雑な癌の性格分析が先達の努力でせっかくここまで進んできて、つぎなる問題解決に挑戦しようとしているのに〝がんもどき〟などと紛らわしい言葉を使って人心を惑わさないでもらいたい。

さらに問題なのは、近藤氏は〝がんもどき〟は、もともと良性なのだから治療の必要がないと言っていることだ。素人には〝がんもどき〟と命名することで、「なあんだ、〝がんもどき〟かあ、助かったよ！」と、癌が理解しやすくなったように思えるかもしれないが、これはとんでもない誤解である。早期癌で高分化型は成長が遅いからと言っても、やはり癌なのだから、適切な治療を怠ると、せっかく長らえられる生命を失うことになる。比較的成長が遅いだけで、いつまでもおとなしくしているという保証は全くないのだ。

前述した藤田論文でも、一連の研究を踏まえて『早期胃がんは、要する時間に差はあるが、明らかに進行胃がんに進展する』と、藤田氏自身が結論づけている。

たとえば患者が風邪をひいたり体調を崩したりしたときなど、体力の衰えにつけ込んで、早期癌が進行癌に豹変して残酷な癌の正体を現すのだ。癌と診断されたからには油断大敵なのである。

患者を詳細に観察していると、こういう症例に幾つもぶつかって、臨床医は苦い思いを何度も経験させられるのだ。おとなしくしていた早期癌で高分化型のものが、あっという間に暴れ出し、猛烈な勢いで癌細胞が増殖していく様子は、しっかり海岸線を守ってくれていると信じていた堤防が台風によって決壊し、津波が怒涛のごとく押し寄せてくるようなもので、手の施しようがなくなってくる。

私は癌専門医として、その度に自分の無力さを思い知らされてきた。癌は死に至る病であることを忘れてはいけないのである。

中には早期癌で高分化型のものを治療もしないで放っておいて寿命を全うしたり、十万人に一人ぐらいの確率で自然治癒した症例も報告されてはいるが、これらは例外中の例外で、こういう事例を対象にして医療全体を語るわけにはいかないので、ここでは触れないことにする。

余談だが、私はそういう辛い思いが何度も重なって、なんとか良い治療法はないものかと模索した結果、漢方や氣功に関心を持ち、O—リングテスト（筆者注、現在はパワーテスト）に出合い、現在ではどうやら癌治療に自信を持てるようになってきたのである。

ところで近藤氏は、自分が造語した〝がんもどき〟に固執するあまり、何を主張したいのか分からなくなっているのではないだろうか。

その結果、「スピードがんは、早期に見つかっても助かるのは難しい。

また、のんびりがんがスピードアップして致死性になるという前提も、非常な無理をしている。そして、治療してもほとんど無益なこのスピードがんと、治療がほぼ不要なのんびりがんが、ひとくくりに『早期がん』と診断されている」（『「常識」のウソ』一二八頁）と、悲観論と楽観論とが入り交じった結論を導き出しているのだ。

そもそも近藤氏が最初に〝がんもどき〟という仮説を立てたときは、治療効果を上げるための手段として、仮に仕分けしてみたのではないだろうか。つまりスピードがんは早期に見つかっても助からないし、のんびりがんは治療の必要がないのだから、いずれにしても治療の出番はないのだから、抗癌剤を投与したりして患者を副作用で苦しめたり、体力が衰えている患者を無理して手術する必要はないのではないかという問題提起だと思われるのだ。

ところが〝がんもどき〟が独り歩きしはじめ、世間に〝がんもどき〟を認知させることが目的になってしまい「どっちみち助かるものは放っておいても助かるし、助からないものは治療しても駄目」と、癌検診システムや外科手術を全否定して、まるで自棄になってしまったようだ。

治療効果を上げるための手段として〝がんもどき〟という言葉を登場させたのに、いつの間にか〝がんもどき〟を認めさせることが目的になり、つまり手段が目的となって、近藤氏は考える基をなくしているとしか思えない。

■集団検診は確かに問題点があるが……

かつて私は、青森県西津軽郡木造町・町立成人病センター副院長時代と、三戸郡田子町・町立田子病院院長時代に集団検診に携わったことがある。そのときの経験から、現在の集団検診は問題点が多いと思っている。

たとえば大腸癌検診である。検診される側にも自分の便を差し出す不愉快さがあるだろうが、それにもまして検査する側は大変なのである。検査室に何百人もの便が持ち込まれる不愉快さは、読者には想像がつくだろうか。部屋中に便の入った容器が広げられ、悪臭が立ちこめていて、内科医や検査技官は、来る日も来る日も便と睨めっこをするのだ。

さらにこの検便で癌の疑いをかけられた人は、大腸透視や大腸内視鏡検査などの精密検査を受けることになる。これは肛門から検査器具を挿入するのだが、非常に苦痛であり、不格好な姿は屈辱的でもある。癌の怖さと引き換えにしても、情けない検査風景だ。

このように検診を受ける方もする方も、並大抵でない苦労をしている現場を何度も見てきたが、その努力の大きさに比べて大腸癌の発見率の低さから、もう少し効率的な方法がないものかと、私は常々考えてきた。それに公の機関で癌検診をするなら、近藤氏も指摘しているように膨大な公費や人材を必要とするのであるから、きちんとした基準に基づき、利益が不利益を上回ることを示す必要があるとも思っている。

大阪がん予防検診センター調査部長という職責にある大島氏も、現在の癌検診は問題ありだと認めている。たとえば二次予防である癌検診に重点を置きすぎて、一次予防の生活習慣の改善等の対策を軽視してきたことをあげているが、私も賛成である。しかし、それでもすべての検診が意味がないと言い切ってしまうのは少し乱暴すぎやしないだろうか。

癌検診の制度上の問題と、癌医療の問題を混同して論じたのでは、せっかくの問題提起も誰からも相手にされないだろう。癌医療関係者でも、現在の集団癌検診のあり方に疑問を持っている人は、私以外にも大島氏をはじめとして多くいるのだ。〝がんもどき〟などという奇妙な造語などせずに「現在の癌検診制度には、多くの問題点がある」と、素直に提案してくれたら私も拍手しただろう。

ともかく近藤氏の文章はわれわれ専門家からみると回りくどく、抜け穴だらけで分かりにくい。癌の定義や性格にしても、せっかくここまで整理されてきたのに、それを全部チャンポンにして、簡単なことを分かりにくくしているように思える。

しかし、癌の知識を持たない一般の人たちが、このあいまいで雑然とした文章を読みこなしているのには、私はいささか憮然とするのである。

■手術無用論は雑な発想

近藤氏はまた、大胆にも手術は無用だと主張している。「助かるものは助かるし、助からないものは、治療しても駄目だ」と、癌医療全体を否定しているのであるから、当然の成り行きだとは思うが、とても医学を学んだ人とは思えない大雑把な発想である。そのうえ手術を続ける外科医に対して「外科医が手術をするのは、手術をしなければ職を失うからである」と決めつけている。

私はかつて消化器系の外科医だったが、一九九三年六月で手術をやめた。理由は再発した末期癌患者の治療を主としているため、手術の出番がないからである。だがメスを置いた現在でも、手術の必要性は認めている。むしろ外科医だからこそ、癌医療における手術の役割を十分認識しているし、目の前の患者の苦しみを少しでも和らげようとする執刀医の優しさが、外科手術を進歩させてきたことを誇りに思っている。

たとえば大腸癌の場合、大腸が癌によってせき止められて風船のように膨れ上がるが、放っておくと腸が破裂し糞便が腹腔内に流れ出て、多臓器不全でおおむね死に至る。こういう症例の患者を救うのは手術なのだ。もちろん患者の人間性を無視したような拡大根治手術には反対だが、かつて私が手術をしていたころから比べても、機能温存手術など外科手術の進歩は目覚ましい。

また胃癌幽門狭窄症の場合は、手術で病変部を摘出しなければ、鼻から胃液を吸引する管を入れ、生涯、食事ができない状態のままでいなければならない。末期癌の患者は食事が全く摂れない状態になったりするが、そのために高カロリー輸液を行い、患者の衰弱を少しでも止めようとしたり、手術手技が必要な症状は枚挙にいとまがない。癌治療において外科医の役割は大きいのである。

一九九五年一月二七日、四谷の主婦会館に於いて〝医療と宗教を考える会〟主催の「ガン治療におけるＱＯＬ」と題した近藤誠氏の講演会が催された。私はこの講演を聴いて、近藤氏のあまりの傲慢さに呆れてしまった。近藤氏は癌の手術を続ける外科医を〝ノー天気〟だと決めつけ、さらにまだ手術を続けるのは、そうしなければ職を失うからであると言い放ったのである。

私も現在の癌の手術は、方法等、問題ありだと思っている。また手術は成功したのに転移する癌に、絶望したくなる医者の気持ちも理解できる。それでも末期癌患者が痛みに耐え兼ねて、のたうちまわっている姿を何度も見ている外科医が、ノー天気に手術を続けるほど人間性をなくしているとは思えない。まして職を失うことを心配して手術を続けているわけではないのだ。

癌患者の最も近くにいる外科医は、日夜、切歯扼腕しながら医学の未熟さを嘆いているのだ。手術をしなくても癌が治せる治療法があれば、いつでも切り換える心の余裕は持っているつもりである。

しかし、現状以外に何の手立てもないのに、欠点だけをあげつらう無責任な手術無用論は、癌で苦しんでいる患者を混乱させるだけである。患者をペシミスティックにして、治療に悪影響を及ぼしたのでは医者として失格だろう。

手術にしても、すぐに転移してしまう癌に、患者やその家族がいらだちのあまり、現在の癌医療に不満をぶつけるのならいざしらず、臨床医である近藤氏が自分の無力さを棚上げにして、癌医療の現場を引っ掻き回すような言辞は慎んでもらいたい。手術をすれば助かる可能性のある患者を死なせてしまったら、どのように責任をとるつもりなのだろうか。仮説を立てるのも結構だが、近藤氏は臨床医なのだから、自分で患者を治してから、これまでの治療法に異議を申し立てるべきであろう。

■近藤誠氏が見放した患者を治療して

実は、私はたまたま近藤氏が見放した患者を五人、治療している。その中で特に、松川まさえさん（一九五六年生まれ・仮名）は印象的だった。まだ若くて二児の母親だったが、どんなに生きていたいと思ったことだろう。

松川さんは、一九九三年（当時三十七歳）の秋に、左乳房に一センチ大のしこりがあるのに気がついた。そこで、慶應大学医学部講師である近藤氏の診察を受けたのだ。そして紹介された外科医によって、一九九四年一月、指示どおり乳房温存手術を受けた。術後、近藤氏により放射線治療と化学療法を二クール受けている。

手術後、一年間は無事に過ぎた。一九九五年十二月に、不調を訴える松川さんの希望で胸部X線写真を撮ったが、このときも異常なしと言われている。ところが、松川さんはこのころから体調がすぐれず、近藤氏に不信感を抱きはじめている。そして一九九六年二月ごろから咳が出るようになり、五月に近藤氏の診察を受けたが、適切な治療ができずに病状は悪化するばかりだった。

その後、自宅で呼吸困難に陥り、別の病院に救急車で担ぎ込まれた。そこでの胸部X線検査とCTスキャンの結果、癌が肺と脳に転移していることが判明し、応急処置後は主治医である近藤氏に診てもらった方がいいという救急病院の指示に従って、松川さんは再び近藤氏に診察してもらっている。

このとき、近藤氏は、松川さんの胸部X線写真と頭部CTスキャンを見るなり、現代医学では限界なので、ホスピスを紹介しようと言ったという。癌とはそういうものだから、残りの人生を楽しんでくれとも言ったそうだ。松川さんはホスピスを拒否し、他の病院に入院した。

一九九六年七月、松川さんは、その入院先の主治医の紹介で当醫院にやって来た。そのときすでに彼女は、癌性胸膜炎、脳転移、皮膚転移、頸部リンパ節転移と、痛々しい状態だった。一九九四年一月に近藤医師の指示に従って乳房温存手術を受けてから、わずか二年半の後に、松川さんは無残な姿に変わり果てていたのである。

最初に近藤氏の外来診察室をおとずれたとき、乳癌の大きさは一センチくらいだったという。松川さんは、治療すれば治るという近藤氏の言葉を信じて乳房温存手術を受け、つらい化学療法と放射線治療を受けたのに、結果がこれである。しかも、再発すると、治す努力もしないで、当然のようにホスピスを紹介するなんて、私には信じられない。

ところで、近藤氏は、常々ご自分が主張していらっしゃる〝がんもどき〟理論を、この松川さんの治療のどこに役立てたのだろうか。手術無用論や抗癌剤の危険性を主張し、手術を続ける外科医のことを「ノー天気」だとあざ笑っておいて、実際には自分の患者に手術を勧め、抗癌剤治療を施しているなんて、近藤氏の心中を計りかねるのである。まさに「言うは易く行うは難し」である。

ただ、乳房温存手術は、日ごろの近藤氏の主張とは違っているが、間違ってはいないと思う。だが、抗癌剤と放射線治療は、不要だったのではないだろうか。これらはあくまでも私の推測にすぎないが。

体質に合わない抗癌剤は患者の免疫能力に決定的なダメージを与え、必要のない放射線治療により正常細胞の遺伝子が傷つき、二次性の癌が誘発される可能性が大きいのだ。手術できれいに癌を切除していれば、化学療法も放射線治療もいらない。近藤氏ご自身は危険なことはよくご存知のはずで、〝がんもどき〟等の発想も、その過剰治療に対しての問題提起だったのではないだろうか。

松川さんは、当醫院でしばらく治療していただいたが、私の力及ばず、二カ月後に亡くなった。まさにお気の毒としかいいようがない。私は、彼女の絶望的な顔を忘れない。夫に付き添われて当醫院にやってきたとき、彼女の口から出る言葉は医師への不信感だけだった。幼い子ども二人を抱えて、毎日毎日、消えかかる命の灯を懸命に守っている患者に、近藤氏は、せめて一緒に闘う姿勢だけでもみせてやれなかったものだろうか。

医師不信に陥って、それでも生きたい一心から藁《わら》にもすがる思いで当醫院を訪ねて来た患者を目の前にして、さしもの私の鉄の心臓も、このときばかりは激しく痛んだ。

私は、この松川さんだけではなく、他にも近藤氏が見放した患者を治療しているが、氏は彼女たちにも同じように手術を勧め、同じように化学療法と放射線治療法を行っているのである。

近藤氏が〝がんもどき〟や〝手術無用論〟という大胆な問題提起をしたのは、ただやみくもに思いついたわけではないだろう。手術後、取り残した癌があるのではないかという、医者の不安からくる過剰治療（拡大手術や化学療法、放射線治療等）に対して批判したかったのではないだろうか、と、近藤氏の最初のころの発言を、私は好意的に受け止めたこともあった。

癌は、せっかくきれいに取り除いて手術は成功したと思っていても、その複雑な性格ゆえ、いつどこに転移するかわからない。私たち外科医はいつも祈るような思いでメスを置くのである。私はあってはならないと思っているが、その医師がつい、過剰治療をしてしまうことにもなるのだ。

もしかしたら、近藤氏はそういう状況に対して、警鐘を鳴らしたかったのではないだろうか。方法としては賛成できないが、近藤氏の言い分にも一理あるかもしれないと、私は氏の発言に注目していたのである。

ところが、たかだか一センチぐらいの大きさの乳癌を手術したのに、二年もたたないうちに局所再発だけでなく全身に再発させてしまうなんて、これでは語るに落ちるというものである。私は、かつて外科医として乳癌患者を数多く手術してきたが、わずか二年目でこのように再発させた経験はない。

近藤氏は、お書きになっていることと自身の治療とは全く違っていることを、患者を目の前にして、どのような気持ちで説明をしているのだろうか。これは医師としてというより、人間として、信義にもとる行為である。

■無責任な情報にまどわされない

長々と近藤氏の批判をしてきたが、何度も言うように、けっして氏に恨みがあるわけではない。癌治療に素人が口を差し挟めるほど癌は単純な病気ではないということ、生兵法は大怪我のもとであることを理解していただきたかったからである。前述のとおり、人類は紀元前から癌と闘っているが、いまだに克服できないでいることを忘れてはならない。

最初に書いたように、巷間には〝がんもどき〟等、マスコミをはじめとする無責任な情報があふれている。そして、善良な一般の人たちが中途半端な知識や偏見、果ては迷信を振りかざして、治療の現場にまで口出ししている。まさに草の根のファシズムである。

死亡原因一位の座を堅持している憎い癌退治は、われわれ医療関係者だけの願望ではない。患者の命を奪うだけでなく、残された家族の人生まで歪めてしまう癌を、なんとか退治したいではないか。そのためには、一般の人々の協力が必要なのである。

まず、無責任な発言に注意してほしい。そして、テレビで放映されたとか、週刊誌に書いてあったとか、巷間にあふれている情報に惑わされることなく、何が正しいのか、本物と贋物《にせもの》を見分ける目を養ってほしい。判断する基準は平凡だが、その医者が持続して患者の幸せのために努力しているかどうか、ということである。線香花火のような、一過性の治療法は信用できない。

癌治療において、われわれ医師の役割は、生きようとする患者のお手伝いをするだけである。何度も言うが、生きたいという患者の意思があり、支えてくれる家族、応援してくれる友人、そしてそれをとりまく社会の雰囲気、そういった大勢の人たちの協力が必要なのである。患者、医者、そして一般の人たちが、それぞれ自分の役割を正しく認識することが、癌退治の第一歩である。

これまで数多くの死亡診断書を書き、末期癌で苦しんでいる患者を目の前にして手をこまねいてきた臨床医として、なんとか癌退治をしたいものだと試行錯誤を繰り返しているが、少しでもいい結果が出たときの患者の笑顔と、一人でも多くの人の拍手がなによりうれしい。草の根の応援団が、新しい治療法に挑戦する私に勇気を与えてくれるのである。

私の癌退治の基本姿勢

1．最も必要なのは心のつらさを癒すこと

私が「癌」という漢字を使っている理由

ところで、「癌」という漢字は書くのが難しく、見た目もなんだか怖いのですが、一方で、「癌」という漢字はとてもよく出来ています。癌という字を見ただけで、この病気の正体がわかります。

やまいだれのなかに、口が三つあり、その下に山という字があります。好きな食品を山のように食べた人がなってしまうということでしょう。

癌はとても難しく複雑な病気で、紀元前から闘っているにもかかわらず、人類はいまだに完全にコントロールすることができていません。しかし、なぜ癌になるかということについては、漢字を見るかぎり、昔からわかっていたようです。

なぜ「信じられない」「信義にもとる」のか

癌というものを、どう思いますか？　そう聞かれたときには、健康な人のほとんどは冷静に話をすることができると思います。しかし、「あなたは癌です」と言われたあとに、「癌というものを、どう思いますか?」とたずねられたら、答えはまるで違ってくるはずです。癌というのは、そういうものなのです。

さらに、自分が癌であるとわかったときに、意外な行動をとってしまう人がいます。最近とくに多いのは、手術を含めて癌の治療を拒否してしまう患者さんです。

若い人、早い時期での発見だと、とくにそうなのですが、十分に根治可能です。乳癌や前立腺癌の5年生存率は、平成28年現在、9割を超えています(次ページ表参照)。

私は、前項で、20年前に刊行された『末期癌の治療承ります』のなかで、1センチほどだった乳癌の手術をし、抗癌剤療法も放射線療法も受けたのに、さまざまなところに転移してしまった松川さんについて、「信じられ

■主な部位別のガン「5年生存率」（%、年は診断された年）

ガンの部位	2000〜02年	03〜05年	06〜08年（今回）
口腔（こうくう）・咽頭（いんとう）	54.6	54.3	60.2
食道	33.2	33.7	37.2
胃	64.3	63.3	64.6
大腸	68.4	69.2	71.1
肝臓	27.1	27.9	32.6
胆嚢（たんのう）・胆管	21.8	21.1	22.5
膵臓（すいぞう）	5.5	7.0	7.7
喉頭（こうとう）	77.8	75.9	78.7
肺	29.0	29.7	31.9
皮膚	90.9	90.9	92.4
乳房	87.7	89.1	91.1
子宮頸部（けいぶ）	72.2	72.2	73.4
子宮体部	79.2	79.8	81.1
卵巣	53.3	55.0	58.0
前立腺	84.6	93.8	97.5
膀胱（ぼうこう）	77.2	73.5	76.1
腎臓・尿路	65.4	65.7	69.1
脳・中枢神経系	32.7	32.6	35.5
甲状腺	92.1	92.2	93.7
悪性リンパ腫	54.6	58.7	65.5
多発性骨髄腫	29.0	32.6	36.4
白血病	32.1	37.3	39.2
全体	56.9	58.6	62.1

（対象者は00〜02年が15万4,022人、03〜05年が19万404人、06〜08年が64万4,407人）
（国立がん研究センター）

ない」と書きました。

その理由は、たかだか1センチほどの乳癌は、たいしたものではないということがあります。癌自体は大変な病気であるわけですが、当時の私は外科医であり、外科医の常識からすれば、1センチほどの乳癌はたいしたものではないというのが実際の感覚でした。

もう20年も前のことですから、現在のように乳癌の5年生存率が9割を超えるということはありませんでしたが、それでも手術をすれば大半はよくなっていました。ましてや、「乳癌＝死」などということはありませんでした。

その1センチほどの乳癌の松川さんに、近藤誠先生は手術をすすめました。近藤先生といえば、すぐさま「がんもどき」が思い出され、「切る必要はありません。きっとがんもどきです」と言われると思っている患者さんが多いのですが、実際にはよく手術をすすめておられるようです。

そこで、1センチくらいの乳癌の手術をし、抗癌剤療法も放射線療法も受けたのに、さまざまなところに転移してしまったわけです。

その理由は、わずか1センチほどの乳癌の手術がうまくいかなかった可能性が高いからです。それゆえ、元外科医としての私はおもわず「信じられない」と書いてしまったわけです。

近藤誠先生は、川島なお美さんに対して、「ほうっておいたらいずれ黄疸症状が出て肝機能不全になる。手術しても生存率は悪く、死んじゃうよ」ということも言われたようです。『カーテンコール』に、そのようなことが書いてあります(61頁)。

患者さんが、自分は癌だということを知ったとき、ほとんどの人が心も頭も「死」に占領されてしまいます。そのようなときに「手術しても生存率は悪く、死んじゃうよ」と、大学病院の偉い先生に言われた場面を想像してみてください。だから私は「医師としてというより、人間として、信義にもとる行為である」と書いたのです。

患者さんの「治り、助かる権利」を奪ってはならない

癌治療に限らず、すべての医療行為は「現在助かる命を助けるため」のものです。患者さんの側から言えば、「治療してもらって治る権利」があるのです。

それにもかかわらず、患者さんが「治療して治る権利」を自分で放棄してしまうことがあります。「きっと〝がんもどき〟だ」とか、「癌は放置す

るにかぎる」という理論が、それを支えている可能性が高いのです。

もちろん、放置してもたいして問題はないという癌もあります。高齢者の前立腺癌などがそうです。80歳くらいになると、癌の進行もゆるやかになり、前立腺癌は悪い作用をすることがほとんどないので、放置しておいてもたいして問題はないと言えます。

近藤誠先生は、本をお書きになるときは、手術も抗癌剤治療も否定しておられます。最初は、手術、抗癌剤治療の怖いところを強調しておられたのが、時が経つにつれ、それが独り歩きをするようになってしまったのかもしれません。

私は、手術も抗癌剤治療も否定しているわけではありません。それらも必要なときはある、とはっきり認めています。それに、当院の患者さんは100パーセント私の漢方治療と現代医療を併用しています。

さらに私がとても危惧するのは、手術、抗癌剤治療、放射線治療を拒否するのは、癌の治療法の選択のようにも聞こえますが、実際には現実逃避というケースが多いことです。

癌だと言われたけれども、気にしないようにする。

癌であるとは思わないようにする。

〝がんもどき〟だと思い込もうとする。

それらのことが、手術、抗癌剤治療、放射線治療を拒否することにつながっていることが多いのです。

川島なお美さんは、「癌の活動は（一）」と言ってくれた先生を、強く信じようとされました。これも、残念ながら現実逃避と言わざるを得ません。

いまこの本を読んでおられるあなたが、癌患者さんでないのなら、このことはスーッと分かると思います。しかし、あなたが癌患者さんだったら、なかなかそうはいかないはずです。

ですから、癌を告知しなければならなくなったときに最も必要なのは、患者さんの心のつらさをできるだけ軽くしてあげて、できれば癒して差し上げることです。

癌を告知されたときに、冷静に受け止めるということはできないでしょうが、かといって現実逃避をしてしまわないようにしなければなりません。

癌を告知されたときの現実逃避は、「放置療法」の選択だけではありません。ゲルソン療法やにんじんジュース、糖質カットなども、現実逃避であることが多いのです。

現実逃避のゲルソン療法、にんじんジュースはやめましょう

塩分を極力省き、油脂類と動物性蛋白質を大幅に制限し、大量かつ多種類の野菜ジュースを飲み、コーヒー浣腸《かんちょう》を行う――こうした方法が、ゲルソン療法です。

このゲルソン療法を選択していることが、じつは自分が癌患者になったことや、手術、抗癌剤治療、放射線治療などが必要であることから逃れている、現実逃避しているということでもあります。

川島なお美さんは、ご自分の「身体が要求している」からと、にんじんジュースを飲むことをおやめになりませんでした

健康な人がダイエットなどの目的でにんじんジュースを大量に飲むこと

は、もちろん悪いことではありません。しかし、癌患者さんがゲルソン療法やにんじんジュースを大量に飲んだりすると、体を冷やすことになり、けっしてよくありません。癌になったときには、栄養のあるものをしっかり食べることがとても大切なのです。

多くの癌患者さんを診てきた経験から、このことは言えます。なんらかの食事制限によって癌が治った患者さんは、私の知る限り、これまで一人もいませんでした。最近流行《はや》りの糖質カットも同じです。

だからといって、癌患者さんのゲルソン療法、にんじんジュース、糖質カットそのものをまるっきり否定しているわけではありません。

癌という字は、好きなものを山ほど食べることによってなる病気だということですから、癌にならないためには「好きなものを山ほど食べるのをやめる」ことが大切です。その意味では、ゲルソン療法、にんじんジュース、糖質カットは理に適っています。ただし、癌になってしまって、ステージが進んでしまったときには、逆に栄養のあるものをしっかりと食べることがとても重要なのです。

自分が癌であることを告げられたとき、それを認めたくない、たとえ認めても、自分は通常の癌患者ではないと思いたい、などの理由から、それらの療法を選択することは、ぜひやめていただきたいと願っています。

「癌＝死」ではけっしてありません

人間の死亡率は１００％です。どんなに頑丈な人も、偉い人も、お金持ちも、必ず死にます。ですから、死というものを冷静に受け止める必要があるのではないでしょうか。

人が死ぬ前には、多くのケースで病気があります。その病気も冷静に受け止め、病気と折り合いをつけて生きていかなければなりません。

病気については、だいたいの人が経験済みなので、ある程度冷静に受け止めることはできるでしょう。しかし、癌となれば話は別で、「癌＝死」と思い込み、途端に気持ちが真っ暗になってしまいます。

でも、けっして「癌＝死」ではありません。

いずれ日本人の二人に一人が癌になり、3人に一人が癌で死ぬようになると言われています。現在はまだそれぞれ下回っていますが、もし二人に一人が癌になり、3人に一人が癌死するとしても、逆の立場から見れば、かなりの人が助かるということでもあります。

日本の人口を仮に1億2千万人とすると、6千万人が癌にかかることになるわけですが、癌で死ぬのは4千万人で、2千万人が癌になっても死なないですみます。それに、6千万人は癌にかかることもないわけですから、合計で8千万人は癌で死ぬことはないわけです。

医学の世界は日進月歩で、外科手術も向上しており、抗癌剤治療もすぐれたものが登場し、副作用のゆるやかなものが続々登場しています。また、放射線治療も正確にピンポイントでできるようになっています。

それに加えて、私の漢方治療もますます成果が上がってきていますし、そのほかの療法もよくなってきています。

患者さんがもっと賢くなって、それらを取り入れた統合医療がさらに広く行われるようになれば、癌で死ぬ人の割合はもっともっと減っていくことでしょう。

2. 抗癌剤のやめどき

筋肉を分解してアミノ酸に変え、食べ尽くしてしまう

人間の体は、癌が進行するにともなって免疫機能が低下し、代謝が悪くなり、内分泌の異常が誘発されます。そのため、健康なときにはできていたことができなくなります。身の回りのことなどができなくなると、精神

的にもまいってきます。

そうした心身に対するダメージが大きくなると同時に、癌が急速に増大し、転移なども起こります。

こうしたことが起こるのは、サイトカインの仕業《しわざ》です。サイトカインは、本来は癌や感染症に対抗する免疫システムを強化する情報を伝達する物質ですが、人体が癌に罹患することにより、癌に反応した細胞や組織からサイトカインが過剰に分泌され、炎症を引き起こすのです。

そうなったサイトカインを「炎症性サイトカイン」と呼びます。

炎症性サイトカインのなかには、体内のタンパク質を分解する酵素のスイッチを常にオンの状態にするものがあります。その炎症性サイトカインの作用により、体内のタンパク質がどんどんアミノ酸に分解されていきます。そして、体内のタンパク質が次から次へとアミノ酸に分解されると、筋肉がどんどんなくなっていきます。

癌は、そうやって体内のタンパク質を分解して筋肉を減らし、筋肉のアミノ酸を食べつくしてしまうのです。筋肉を減らして動けなくさせておいて、大量に分解されたアミノ酸を食べ尽くすわけですから、本当に恐ろしい存在です。

胸水や腹水の原因になり、血液を減らし、抗癌剤の副作用を強くする

血液中のタンパク質の主成分はアルブミンですが、炎症性サイトカインには、そのアルブミンの生成を抑制する作用があります。血液中のアルブミン生成が抑制されると、血管内から水分が漏れだします。アルブミンに

は、血液中の水分を保つ作用があるからです。

癌になり、胸水や腹水が増加するのは、炎症性サイトカインがアルブミンの生成を抑制するからです。足などがむくむのも同じ理由です。

それだけではありません。炎症性サイトカインには、鉄からヘモグロビンを合成する働きを抑制するヘプジンをつくる作用もあります。ヘモグロビンが減るということは、血液そのものも減ることにつながります。癌性貧血が起きるのは、そのためだと考えられています。

さらに、炎症性サイトカインは、通常の酵素の働きを抑制するため、身体機能の繊細な調整がうまくいかなくなります。それは、抗癌剤の副作用を強くすることにつながります。ですから、体重が急激に減り始めたときが抗癌剤治療のやめどきでもあるわけです。

抗癌剤治療で最も重要なのは「やめどき」の判断と行動

1センチの乳癌を手術ならば、きれいに癌を取り除くことはできます。乳房から乳癌をきれいに摘出してしまったならば、抗癌剤を使うことはありません。きれいに取ってしまったつもりが、癌が残っていたときに、抗癌剤が役に立つわけです。つまり、「手術のあとには抗癌剤」ではなく、手術してきれいに取ってしまったつもりが残っていることもあるので抗癌剤治療となるわけです。

外科医がきれいに取ったと自信があれば抗癌剤治療をすることはないのですが、すでに転移していてそれがわからなかったときには、やはり抗癌剤治療が必要となります。

きれいに取り去りはしたものの、もしものときのために抗癌剤治療ということはよくあることです。

では、いつ抗癌剤治療をやめるのかというと、はっきりとした「やめどき」はありません。病院の主治医がやめるまでということが多いようですが、病院が抗癌剤治療をやめたときには、患者さんはもうフラフラ状態ということも珍しくありません。病院側としては「抗癌剤治療をやめます」とはいうものの、本音では「もう抗癌剤治療を続けることはできません」ということなのです。

抗癌剤に耐えられなくなるほど体力が落ち、気力も落ちたときに、病院が抗癌剤をやめてくれても、その状態から回復することはかなり難しいでしょう。

抗癌剤は、打てば打つほど、抗癌剤の毒性が体内に溜まっていきます。

そのことを「蓄毒《ちくどく》」と言います。蓄毒が増えれば増えるほど副作用は強くなっていきます。

そこでどうするか。

自分から「やめます」と言えばいいのです。

治療の最終決定権は常に患者さん本人にあります。体重が減って体力が落ちてきて「ここがやめどきだ」と判断したならば、「やめます」と言えばいいのです。

抗癌剤治療というのは延命治療であり、一定の時期までは命を延ばすことができますが、あるタイミングからは患者さんの体力を無駄に奪う「縮命治療」になってしまいます。

だからこそ、抗癌剤治療で最も重要なのは、いつやめるか、なのです。

ファーストライン治療の終了を、抗癌剤治療の終了にする

抗癌剤治療をやめるときは、自分から「やめます」と言わなければなりません。主治医の先生が「もう抗癌剤治療はできません」と言うのを待っていると、手遅れになってしまいます。主治医の先生が「もう抗癌剤治療はできません」というのは、体力がそうとうに落ちていて、抗癌剤治療に耐えられなくなっていることが多いからです。

ちなみに、抗癌剤をはじめて使ったときの治療を、「ファーストライン治療」といいます。

ファーストライン治療で使った抗癌剤の効果がなかったとき、最初のうちは効果があったが続けるうちに効果がなくなってきたとき、もしくは副

作用が激しくてとても使い続けることができなかったときには、抗癌剤を別のものに変えることになります。

その結果、それまでとは違った抗癌剤を使った治療が始まることになりますが、これを「セカンドライン治療」といいます。

ファーストライン治療は、通常、標準的な抗癌剤治療で使われる最大耐用容量の抗癌剤を使用します。そのため、効果があったときには、身体にダメージが残りますが、癌も縮小するので、そのぶん延命が期待できます。

ファーストライン治療で効果がなかったときは、癌は大きくなっていて、身体にダメージが残るわけですから、最悪の結果となります。

漢方がその患者さんにうまく合えば、癌は縮小します。そのため、外科手術の前に、癌を縮小させておくと、外科手術もうまくいくことが多いわけです。

　また、外科手術の後に抗癌剤のファーストライン治療に入ることが多いのですが、そのときに漢方がうまく合えば、抗癌剤の副作用を抑えることができます。

　漢方をまったく使わずに、外科手術から抗癌剤のファーストライン治療に入り、効果がなかったときは、体力はかなり落ちていますし、癌は増大していいます。そしてそれによって、気力もそうとうに落ちてしまいます。病院がセカンドライン治療を勧めるのは、多くはそのような状態になっているときです。

　そこで、病院がセカンドライン治療を勧めたときが、抗癌剤治療の一つのやめどきとなります。セカンドライン治療に入らないで、「抗癌剤治療をやめます」と言えばいいのです。ファーストライン治療の終了を、抗癌剤治療の終了にしてしまうのです。

セカンドライン治療の終了を、抗癌剤治療の終了にする

さらに、サードライン治療を勧められたときも、抗癌剤治療のやめどきです。

ファーストライン治療の終了時に抗癌剤治療を終了してしまうことができず、セカンドライン治療に入ったとします。そのセカンドライン治療もうまくいかなくなったとき、再度、抗癌剤を変えましょうということを言われます。

それがサードライン治療のすすめです。

このときも、抗癌剤治療のやめどきなので、「抗癌剤治療をやめます」と、はっきり言えばいいのです。そうして、セカンドライン治療の終了を、抗

癌剤治療の終了にしてしまうのです。

「自分ながらのやめどき」の例

抗癌剤のやめどきとしては、抗癌剤治療を開始してから2週間目というのも一つの目安になります。多くのケースで、2週間目にターニングポイントが訪れるからです。

また、ご自分の身体が「どうしても無理！」と悲鳴をあげはじめるときも、抗癌剤治療のやめどきです。

自分で感じる副作用、それに血液検査の結果を詳しく見ることによって、抗癌剤の副作用を確認し、やめどきを判断するという方法もあります。

副作用には、自覚できるものと自覚できないものとがあります。自覚できるものについては、日ごろから自分の身体に気を向けておくことで見逃すことはなくなります。

それに、血液検査を見せてもらって、さまざまな数値の変化を確認し、自分なりに副作用を自覚するという方法もあります。

TS・1は、これまでの消化器系抗癌剤のどの経口薬よりも副作用が少ないように思われます。経口薬のよいところは、働きながら、通院しながら服薬できるところです。

抗癌剤のやめどき

1回の治療を休んだら楽になったとき
体重の減少
サードラインを勧められたとき
セカンドラインを勧められたとき
副作用が耐えられなくなったとき
うつ状態が疑われたとき

癌を自覚する方法

風邪のような症状……発熱、喉の痛み、味覚障害、咳などがあるとき

消化器の症状……下痢、口内炎、吐き気、嘔吐《おうと》、食欲不振などがあるとき

皮膚、目の症状……発疹、皮膚炎、皮膚の変色、涙目になったりしたとき

出血……血尿、血便、鼻や歯茎から出血があったとき

骨髄抑制……著しい白血球の減少により重篤な感染症や合併症を引き起こします。

なぜ副作用が起きるのか

基本的には、動物として当然起こる毒に対する生体反応です。腐ったもの、毒性のある食べ物を誤って摂取したとき、私たちは懸命に体内からその食べ物を外に出そうとします。副作用はそれと同じです。

抗癌剤の副作用は、体がその毒性を拒否している証拠です。ただし、口内炎は、手術前や抗癌剤服用の前に口腔内ケアを行うことで緩和できます。口腔内ケアをするときには、金属を外したほうがより効果的です。

横内　正典（よこうち　まさのり）

1944年旅順市（中国）生まれ。1971年、弘前大学医学部卒業。函館市立病院、弘前大学医学部第二外科などに勤務。1982〜1993年、青森県三戸郡田子町・町立田子病院院長。現在は横内醫院院長。専門は消化器系癌。

日本癌学会会員

日本再生医療学会会員

●著書……「究極の癌治療」「絶望を希望に変える癌治療」「闘い続ける漢方癌治療」「救いたい！　肺癌漢方治療のすべて」（以上たま出版）、「末期癌の治療承ります」（光雲社）、「癌治療革命の先端 横内醫院（監修）」（展望社）

癌になったらやるべきこと、してはいけないこと

2016年9月24日　初版第１刷発行

著　者／横内正典
発行者／韮澤潤一郎
発行所／株式会社たま出版
〒160-0004 東京都新宿区四谷4-28-20
☎ 03-5369-3051（代表）
http://tamabook.com
振　替　00130-5-94804
組　版／一企画
印刷所／株式会社エーヴィスシステムズ

ISBN978-4-8127-0397-7 C0047